MÉMOIRE

SUR

LA TAILLE DE L'HOMME EN FRANCE,

PAR L.-R. VILLERMÉ.

L'ACCROISSEMENT en hauteur du corps de l'homme est ordinairement achevé quelques années après l'apparition des signes de la puberté; et comme celle-ci se montre plus tôt chez la femme que chez l'homme, et dans les pays chauds plus tôt que dans les pays froids, nous voyons aussi l'époque du développement complet de la taille avancer ou bien retarder suivant le sexe et suivant la température du pays. On sait encore que la taille ordinaire du genre humain varie entre 4 pieds et demi et cinq pieds et demi (entre un mètre 462 millim. et un mètre 787 millim.); que la taille de la femme est moins haute que celle de l'homme, et qu'en général, chez les personnes d'une petite stature, le corps est, proportion gardée, plus large, plus épais, et que les membres inférieurs sont plus courts que chez les personnes d'une grande taille. Je devais d'abord rappeler ces faits.

Je ne dirai pas quels sont en Europe, encore moins dans les autres parties du monde, les pays où l'on observe la taille la plus haute et la plus basse : mon but est de faire connaître la taille commune de l'homme en France, l'âge auquel le développement du corps y est achevé, et les causes les plus générales qui y avancent ou retardent la croissance, et qui y déterminent une grande ou bien une petite taille.

Voici l'origine des documens que j'ai pu me procurer sur ce sujet, pour un certain nombre de départemens.

Plusieurs préfets adressèrent, en 1812 et 1813, au gouvernement d'alors, des réponses à une série de questions qu'ils en avaient reçue, sur la taille des conscrits, sur l'âge de leur développement complet, sur la proportion des difformités et infirmités qui les rendaient impropres au service militaire, et, ce qui nous importe particulièrement, sur les causes inhérentes aux localités ou bien aux occupations habituelles qui pouvaient modifier assez la constitution des jeunes gens pour apporter des différences notables dans la taille et les réformes. Ces documens, qui résultent partout des recherches du gouvernement, n'ont jamais été publiés (1).

Mais avant d'en extraire ce qui se rapporte au titre de ce mémoire, disons qu'en 1817 M. Hargenvilliers, que sa position particulière dans l'administration de la guerre a mis à même de savoir bien des choses, a fait paraître une excellente brochure intitulée : *Recherches et Considérations sur la formation et le recrutement de l'armée en France*, dans laquelle se trouvent des faits qui nous intéressent. J'y lis, par exemple, que la taille moyenne des conscrits de 20 ans était, pour la France

---

(1) J'ai réuni indistinctement tous ceux qui m'offraient à la fois des détails sur le sort ou la condition des habitans et des résultats numériques sur les tailles. Ils ne concernent que les premiers appels des classes de conscrits.

prise dans son étendue actuelle, de 4 pieds 11 pouces 8 lignes (1 m. 615 millim.) (1); et que sur 100,000 il y en avait, savoir :

Pieds	Pouces.	Pieds.	Pouces.	mètres.	millimètres.		Nombre.
Au dessous de		4	10	(1	570	»)	28,620
De 4	10	à 4	11	(1	570 à	598)	11,580
4	11	5	»	(1	598	624)	13,990
5	»	5	1	(1	624	651)	14,410
5	1	5	2	(1	651	678)	11,410
5	2	5	3	(1	678	705)	8,780
5	3	5	4	(1	705	732)	5,530
5	4	5	5	(1	732	759)	3,190
Au dessus de		5	5	(1	759	)	2,490

100,000 (2)

Citons maintenant les résultats les plus remarquables de mes documens, et d'abord ceux de deux pays très-différens qui n'appartiennent plus à la France.

Dans l'ancien département des Bouches-de-la-Meuse, formé d'une partie de la Hollande, et dont La Haye était le chef-lieu, pays très-riche par le commerce immense et l'industrie de ses habitans, situé, sous le 52° de latitude, dans une plaine très-basse, et où le peuple, qui ne fatigue point dans l'enfance et la jeunesse, se nourrit d'ailleurs très-bien, la taille moyenne des conscrits des années 1808, 1809 et 1810, levés avant l'âge de vingt ans, était de 5 pieds 1 pouce 11 lignes et demie (1 m. 677 millim.), ou, à très-peu-près, de 5 pieds 2 pouces. Les réformes totales n'ont été que de 66 sur 1000 conscrits. Et parmi ces 66, celles pour défaut de taille sont de 24, et celles pour maladies de 42. Les 24 réformés pour défaut de taille

---

(1) *Voyez* la page 52, mais surtout la page 65.
(2) *Ibid.*

se composaient de tous les jeunes gens ayant au jour de l'examen moins de 4 pieds 9 pouces (1 mètre 544 millimètres) (1).

D'un autre côté, dans l'ancien département des Apennins, dont Chiavari était le chef-lieu, pays de montagnes, privé d'industrie, très-pauvre, situé sous le 44° de latitude, et où les hommes fatiguent dès leur bas âge et se nourrissent fort mal, la taille moyenne des conscrits des trois mêmes années a été de 4 pieds 9 pouces 7 lignes et demie (1 m. 560 millim.). C'est 4 pouces 4 lignes ou 117 millim. de moins qu'en Hollande. Les réformes totales se sont élevées jusqu'aux 0,300 des conscrits, dont celles pour défaut de taille formaient les 0,204, et celles pour difformités et infirmités, ou pour maladies, les 0,096.

La différence de ces résultats est frappante. Là où la taille est élevée, il y a très-peu de réformes, même pour cause de maladies; et là où elle est au contraire très-basse, il y en a beaucoup, même pour cette dernière cause; de sorte que tous les avantages sont pour les hommes d'une haute stature.

A quoi faut-il attribuer cette grande différence? Est-ce aux circonstances principales du climat? Sous ce rapport, l'ancien département des Apennins et la Suisse se ressemblent beaucoup, et pourtant la Suisse nourrit en gé-

---

(1) Voir le décret impérial du 24 décembre 1804, relatif à la levée des conscrits de l'an XIII (*Bulletin des Lois*, n. 26); et celui du 26 août 1805, relatif à la levée de la conscription de l'an XIV. (*Bulletin des Lois*, n. 54.)

Toutes les dispositions que prescrivent ces deux décrets ont été suivies pour la levée des classes de 1808, 1809 et 1810.

néral des hommes d'une taille très-élevée, non-seulement relativement aux Apennins, mais encore relativement à la France, prise en masse. Je fais d'ailleurs observer que, d'après M. le préfet des Apennins, dans ce département, la croissance ne serait ordinairement terminée que fort tard, à 22 ou même à 23 ans.

Deux exemples ne suffisent pas pour donner la solution de la question importante qui vient d'être soulevée. Voyons donc les autres. Mais avant, je dois prévenir qu'il ne s'agit point, dans ce travail, des différences que l'on peut observer entre des hommes de races ou d'origines différentes, mais bien des différences qui résultent *à la longue*, parmi les hommes d'une même origine ou race, des conditions différentes dans lesquelles ils vivent ou ont été élevés.

Département du Gard. Ceux qui connaissent ce département savent que les divers cantons de son territoire peuvent se diviser en trois climats : celui de la *plaine*, celui des *montagnes* et celui des *marais*. Le préfet a eu l'heureuse idée de rapporter toutes les communes à l'une ou bien à l'autre de ces trois localités, afin d'y examiner comparativement les résultats des opérations relatives à la levée des conscrits. Il a trouvé, pour une période de cinq années finissant à 1809 :

Dans la plaine, la taille moyenne de 5 pieds 7 lignes (1 m. 640 millim.), et 188 réformes sur 1000 conscrits, dont 82 pour défaut de taille, et 106 pour difformités et infirmités ;

Dans les lieux exposés à toute l'influence des marais, 5 pieds 1 ligne (1 m. 625 millim.) pour taille moyenne, et 217 réformes sur 1000 conscrits, 69 pour défaut de taille, 148 pour maladies ;

Dans les montagnes, une taille moyenne de 4 pieds 10 pouces 8 lignes (1 m. 585 millim.), et 191 réformes sur 1000 conscrits, 96 pour défaut de taille, 95 pour maladies.

Ici la plaine plus ou moins salubre fournit les plus grandes tailles, la montagne les plus petites, les communes marécageuses la plus forte proportion des réformes pour maladies, et les montagnes la plus faible.

On conçoit aisément ces résultats des réformes pour cause de maladies; car les faits observés partout ailleurs nous montrent l'insalubrité habituelle des marais affaiblissant la constitution de ceux qui habitent leurs bords; et l'air épuré des lieux élevés comme favorable à la santé. Mais il n'en est pas de même des résultats de la taille: en effet, si celle-ci s'accroît avec l'abaissement du sol et avec l'humidité, comme les faits comparés des ci-devant départemens des Apennins et des Bouches-de-la-Meuse pourraient porter à le croire, les lieux marécageux du département du Gard devraient donner des tailles plus grandes que celles des deux autres localités, et pourtant cela n'est point. Ou l'abaissement et l'élévation du sol ne sont pour rien dans un pareil résultat, ou bien d'autres causes agissent de manière à masquer l'action de celles-ci. C'est ce que nous verrons; mais en attendant je fais observer que tous les avantages de nourriture, de logement, de vêtement, etc., que procure l'aisance, sont plus communs, dans le département du Gard, parmi les populations de la plaine que parmi celles des bords des marais, et surtout que dans les villages des montagnes, dont les habitans ont d'ailleurs des travaux plus rudes à supporter.

Département de la Nièvre. Je lis, dans la réponse de M. le préfet, que dans les arrondissemens de Cosne et Château-Chinon, le sol est moins bon et les fortunes beaucoup plus inégalement réparties que dans les deux autres. Ce n'est, ajoute-t-il, que dans les arrondissemens de Clamecy et Nevers où l'on récolte du fromment; tandis que dans celui de Cosne, la terre ne produit pour la nourriture, à bien dire, que du seigle et de la vigne, et dans celui de Château-Chinon que du seigle et du sarrasin. En outre, ce dernier a beaucoup d'étangs marécageux.

Voici, pour la période de 1799 à 1809, les tailles et la proportion des réformes dans les quatre arrondissemens:

Dans celui de Clamecy, la taille moyenne est de 4 pieds 11 pouces 11 lignes et un quart (1 m. 622 millim.), tout près de 5 pieds, et il y a, sur 1000 conscrits, 353 réformes, dont 156 pour défaut de taille, et 197 pour maladies;

Dans celui de Nevers, la taille moyenne est de 4 pieds 11 pouces 1 ligne (1 m. 599 millim.), et les réformes sont au nombre de 415 sur 1000 conscrits, dont 152 pour défaut de taille, et 263 pour maladies;

Dans celui de Cosne, la taille moyenne est de 4 pieds 11 pouces 3 lignes (1 m. 603 millim.), et, sur 1000 conscrits, nous trouvons jusqu'à 465 réformes totales, 179 pour défaut de taille, 286 pour maladies;

Enfin, dans le plus pauvre des quatre arrondissemens, celui de Château-Chinon, la taille moyenne est la plus petite; elle est de 4 pieds 10 pouces 10 lignes (1 m. 593 millim.), et sur 1000 conscrits, on compte 487 réformes, près de la moitié, dont 235 pour défaut de taille, et 252 pour maladies. Dans ce dernier arrondissement, le quart des hommes qui n'ont pas encore accompli 20 ans a une taille au-dessous de 4 pieds 9 pouces (1 m. 544 millim.). Les réformes pour maladies y sont moins nombreuses que dans les deux précédens; mais aussi, d'après M. le préfet, le principal travail, l'exploitation des bois, c'est-à-dire leur coupe, leur flottage et leur voiturage, serait moins pénible que celui des moissons, qui, proportion gardée, occupe un plus grand nombre de bras dans les arrondissemens de Cosne et de Nevers.

Ici, la différence des résultats semble donc être déterminée *principalement* par le degré d'aisance ou de misère, et, jusqu'à un certain point, par la fatigue des travaux.

Une circonstance vient encore confirmer, en partie, cette induction : les deux tiers ou environ de l'arrondissement de Clamecy, composés des meilleures terres, offrent une belle population, et dans l'autre tiers, remarquable par la maigreur du sol et par la pauvreté des habitans, la *taille* de ceux-ci est *petite*, et leur *constitution* est *faible*.

Département des Côtes-du-Nord. Il y a eu dans ce département, pour la période de 1804 à 1810 inclusivement, 361 réformes sur 1000 conscrits : 266 pour défaut de taille, et 95 pour difformités et infirmités. On observe une grande diminution des réformes pour défaut de taille dans les années suivantes; mais cette diminution tient à ce qu'on a fait passer dans l'armée navale les hommes trop petits pour l'armée de terre, et à ce que, d'une autre part, dans les derniers temps de l'empire, la taille militaire n'avait plus, pour ainsi parler, de limite.

Je ne connais point la taille moyenne générale des classes de conscrits que comprend le travail du préfet; mais de la proportion des deux sortes de réformes, nous pouvons conclure que la taille est très-basse, et l'air généralement salubre dans le département des Côtes-du-Nord. Quoi qu'il en soit :

C'est dans l'arrondissement de Dinan, le moins pauvre des cinq, le seul où le froment fasse la base du pain, que, suivant M. le préfet, l'on observe la taille la plus haute et le moins de réformes.

Dans l'arrondissement de Lannion, dont la majeure partie borde la mer, où la nourriture se compose principalement de pain d'orge, de bouillie d'avoine, de galettes de sarrasin, et où les hommes sont généralement bien portans, la taille moyenne n'est que de 4 pieds 10 pouces 7 lignes (1 m. 585 millim.).

Dans l'arrondissement de Saint-Brieux, la taille moyenne est la même que dans celui de Lannion; mais il faut excepter trois cantons, Plœuc, Lanvollon et Quentin, dont les terroirs sont argileux, humides, stériles, remplis de landes, d'une culture difficile, et où les habitans, généralement très-pauvres, très-mal nourris, très-faibles, ont une taille moyenne de 4 pieds 9 pouces (1 m. 544 millim.); c'est un pouce 7 lignes de moins que dans l'arrondissement entier.

Dans l'arrondissement de Loudéac, dont le terroir est sec, pierreux, boisé, montagneux, avec des landes, et où le seigle et l'avoine forment presque la seule nourriture, les habitans, qui sont pauvres, sales, très-mal logés et aussi mal vêtus, ont, dit M. le préfet, *une très-petite taille*; mais il ne la fait point connaître autrement. Il ajoute, d'une manière également vague, que les vices de conformation et la faiblesse de constitution y sont des causes de réformes nombreuses.

Si l'on excepte quelques cantons littoraux, le développement n'est pas achevé, en général, dans le département, avant 21 ou 22 ans.

Département de Loir-et-Cher. Mes documens ne donnent que les nombres des conscrits et ceux des réformes pour la période de 1805 à 1809. Ceux qui connaissent le département de Loir-et-Cher savent qu'il n'est point riche, et que l'aisance des habitans, plus commune dans l'arrondissement de Blois que dans ceux de Vendôme et de Romorantin, est surtout rare dans le dernier, qui en outre est insalubre. Voici la proportion des réformes dans chacun des trois arrondissemens, en la calculant toujours sur 1000 conscrits :

Dans l'arrondissement de Blois, 323, dont 166 pour défaut de taille, et 157 pour infirmités;

Dans l'arrondissement de Vendôme, 441; 250 pour défaut de taille, et 191 pour maladies;

Et dans celui de Romorantin, le plus pauvre des trois, il y en a jusqu'à 562, dont 363, pas moins, pour défaut de taille, et 199 pour maladies.

Ainsi, les tailles sont peu élevées dans le département de Loir-et-Cher; elles y diminuent à mesure que la pauvreté devient plus générale, et les infirmités y sont d'autant plus fréquentes que la taille est plus basse.

Département de l'Indre. Dans ce département, l'arrondissement de Leblanc est, comme celui de Romorantin dans le Loir-et-Cher, le plus pauvre et le plus insalubre. C'est aussi celui qui a le plus de réformes : j'en trouve à peu près le même nombre, 568, dont 311 pour défaut de taille, et 257 pour maladies; tandis que l'arrondissement d'Issoudun, le moins pauvre des quatre, est celui qui en compte le moins : c'est 395 en tout, 278 pour défaut de taille, et 117 pour maladies.

Département de la Dordogne. La taille commune diminue dans l'ordre suivant, pour les neuf classes de conscrits qui ont précédé celle de 1809 :

De 4 pieds 10 pouces 10 lignes à 5 pieds 1 ligne (de 1 m. 590 millim. à 1 m. 625 millim.) dans les arrondissemens de Riberac et de Bergerac; elle a été de 4 pieds 10 pouces 2 lignes à 4 pieds 11 pouces 10 lignes 1/3 (de 1 m. 575 millim. à 1 m. 620 millim.) dans l'arrondissement de Sarlat; de 4 pieds 10 pouces 1 ligne à 4 pieds 11 pouces 9 lignes 1/2 (1 m. 572 millim. à 1 m. 618 millim.) dans celui de Périgueux; et enfin, dans celui de Nontron, de 4 pieds 9 pouces 10 lignes à 4 pieds 11 pouces 6 lignes (1 m. 566 mill. à 1 m. 610 millim.).

On trouve, en outre, que la proportion des réformes s'est accrue avec l'abaissement de la taille, à une exception près. Ainsi sur 1000 conscrits, on en compte 411 dans l'arrondissement de Riberac, 421 dans celui de Bergerac, 410 dans celui de Sarlat, 487 dans celui de Périgueux, et 529, plus de la moitié du nombre total, dans l'arrondissement de Nontron.

Le département de la Dordogne m'est inconnu, et M. le préfet n'a pas dit un mot de la richesse ou de la salubrité respective de ses cinq arrondissemens pris chacun en masse. Les seuls habitans de ce département pourront dire si, en général, les tailles y diminuent et si les réformes y deviennent plus nombreuses, à mesure que le sol est moins fertile, le pays moins salubre, et l'aisance plus rare. Je fais observer toutefois que cela résulte de ce qu'on lit dans l'Annuaire du département de la Dordogne pour l'an XI (1).

Voici d'ailleurs les seuls détails, concernant mon

---

(1) *Voir* depuis la page 71 jusqu'à la page 110.

sujet, que je trouve dans le travail de M. le préfet :

« On remarque que les conscrits sont d'une taille moyenne et assez bien constitués dans les cantons où le peuple est moins misérable, et a une nourriture meilleure et plus abondante; tandis qu'ils sont faibles et presque rachitiques dans les pays de landes et de bois, qui ne produisent que du seigle, du sarrasin, du millet, et où l'habitant ne boit pas de vin. Cette observation est d'autant plus frappante, pour l'arrondissement de Bergerac, que les divisions de son territoire sont plus distinctes : ainsi, dans le *Landais* et l'*Abécédé*, pays stériles, les habitans semblent de pire espèce, comme les plantes qu'ils cultivent et les denrées dont ils se nourrissent. Ainsi, dans l'arrondissement de Nontron, les plus petits hommes sont constamment ceux des cantons de Saint-Pardeux, Jumilhac et Lanouaille, et dans l'arrondissement de Périgueux ce sont ceux du Pariage. C'est dans les communes que baigne principalement la Dordogne, qu'on observe les hommes les plus grands du département. » Or, qui ne sait que les fleuves sont partout, pour les habitans de leurs bords, une source de richesse?

Département du Puy-de-Dôme. La réponse de M. le préfet ne donne d'autres nombres que ceux qui sont relatifs au département entier. J'y lis toutefois, que « les beaux hommes, les hommes les mieux proportionnés et les plus grands, existent, en général, parmi la riche population agricole de la Limagne, de Riom et d'Issoire; qu'ils se voient principalement sur les bords des rivières; que les hautes montagnes en fournissent aussi de très-beaux, surtout aux environs du Mont-d'or; et, qu'au contraire, on remarque beaucoup de petites tailles à Thiers et Ambert, pays de petites manufactures, à Saint-Dier, et Saint-Jean-Désoliers, lieux d'émigration et de vagabondage, et à Menat et Saint-Gervais, pays de bois et de marais. » Les jeunes gens se développent tard, ils n'atteignent pour un grand nombre, dit M. le préfet, le terme de leur croissance qu'à 24 ou même 25 ans. Cette lenteur du développement tient, ajoute-t-il, en partie à la race, mais encore à la misère, au peu de soin que le pauvre donne à l'éducation de ses enfans, au travail précoce qu'il en exige, à la privation d'une nourriture saine et abondante, et même au genre d'industrie qui occupe la population.

Qu'il me suffise, sans m'arrêter à ces explications, de faire remarquer que nous voyons ici de *très-beaux hommes* dans les hautes montagnes; ce qui doit, surtout rapproché de ce que j'ai dit de la Suisse, porter à croire qu'il faut, avec l'élévation du sol, autre chose que la rigueur des saisons et la vivacité de l'air pour réduire la taille.

C'est ici le lieu de dire que le développement complet du corps ne paraît pas être achevé plus tôt dans le Cantal que dans le Puy-de-Dôme, et de rappeler que ces deux départemens voisins offrent, pour le climat, des conditions tout-à-fait analogues.

Département de la Haute-Loire. Le préfet n'indique, à l'exception de deux cantons, la taille et les réformes que pour le département entier. C'est, assure-t-il, dans l'arrondissement d'Yssengeaux, que l'aisance est plus générale, que les habitations sont plus salubres, et que se trouvent généralement les plus beaux hommes. « Si quelques cantons, comme Monistrol, Bas, etc., offrent, proportion gardée, plus de réformes pour défaut de taille que les autres cantons du même arrondissement, c'est que les travaux de culture s'y font tous à la bêche et qu'on y associe les jeunes gens dès l'âge de 10 à 11 ans.»

Dans l'arrondissement de Brioude, les cantons de Blesle et Auzon, distans au plus de deux myriamètres (environ quatre lieues), forment deux chaînes de montagnes divisées par l'Allier. La chaîne de Blesle, recouverte d'une couche profonde de terre noire, substantielle, propre à la culture des grains, nourrissant des bois vigoureux, de nombreux troupeaux, des bestiaux estimés, offre des hommes bien portans et d'une belle stature. L'autre chaîne, celle d'Auzon, ne présente, au contraire, surtout dans sa moitié la plus élevée, que des objets comme dégradés, une terre légère, des récoltes médiocres, des bouquets de bois épars et rabougris; des animaux d'une assez chétive apparence, et des hommes en général d'une petite stature et peu vigoureux. Le nombre des réformes a été :

A. Dans le canton de Blesle:
 De 24 sur 75 conscrits examinés en 1806;
 De 19 sur 62, en 1807;
 De 13 sur 79, en 1808;

B. Et dans le canton d'Auzon:
 En 1806, de 44 sur 99;
 En 1807, de 70 sur 110;
 En 1808, de 64 sur 98.

Ou, en d'autres termes, on a compté, sur 1000 conscrits, 260 réformes seulement dans le canton riche de Blesle, et jusqu'à 580 dans le canton pauvre d'Auzon; et chaque année a offert, dit M. le préfet dans son rapport, à peu près le même contraste.

Il faut avouer que ces derniers faits sont bien propres à faire admettre sur la constitution de l'homme, et surtout son développement physique, une influence réelle du climat, de la nourriture, des travaux, et de toutes les circonstances, heureuses ou malheureuses, qui constituent l'aisance ou bien la misère.

Département des Landes. Trois arrondissemens le composent :

L'arrondissement de Mont-de-Marsan, où, pour les conscrits des classes de 1801 à 1809, la taille moyenne a été de 4 pieds 10 pouces 6 lignes un tiers (1 m. 584 millim.), et les réformes de 362 sur 1000, dont 216 pour défaut de taille, et 146 pour difformités et infirmités, ou pour maladies ;

Celui de Saint-Sever, où, pour les huit mêmes levées successives, la taille moyenne a été de 5 pieds 4 lignes et demie (1 m. 634 millim.), et les réformes de 347 sur 1000 conscrits, dont 216 pour défaut de taille, et 131 pour maladies ;

Et celui de Dax, où la taille moyenne a été de 5 pieds 1 pouce 4 lignes (1 m. 660 millim.), et les réformes de 309 sur 1000 conscrits, dont 182 pour défaut de taille et 127 pour maladies. Il est digne de remarque que parmi ces 127, il y en a seulement 6. 37/100 attribuées aux seules difformités ; circonstance qui porterait à croire, surtout réunie à d'autres faits analogues déjà cités, qu'en général les difformités se trouvent rarement chez les individus dont la taille dépasse ou bien atteint cinq pieds.

Ici, ainsi que nous l'avons déjà vu dans d'autres départemens, les réformes diminuent, même celles pour infirmités ou difformités, en un mot pour maladies, à mesure que la taille s'accroît ou que le corps prend un développement plus grand. Voici maintenant des détails également rapportés par M. le préfet, et qui doivent fixer notre attention.

Dans l'arrondissement de Mont-de-Marsan, celui où la taille est le plus petite et les réformes le plus nombreuses, sur 130 communes qui le composent, 37 peuvent être considérées comme étant dans un assez bon pays : l'air y est salubre, la culture productive, les eaux sont de bonne qualité, les travaux peu pénibles, et les hommes assez grands et assez robustes. Les 93 autres communes sont répandues sur une immense étendue de pays plat, marécageux, sans plantations autres que les *pignadars*, sans eaux courantes; c'est là le vrai pays des Landes. Les habitations sont des chaumières sans croisées ni cheminées, où l'on a peine à se tenir debout, et où vivent dans la même pièce une famille, des poules et jusqu'à un cochon. Là, les hommes se nourrissent misérablement de farine de millet bouillie (*escoton*), et sont aussi mal vêtus que mal logés et mal nourris. Ils sont, en outre, écrasés de travaux, et chaque année en butte à des fièvres endémiques ; aussi sont-ils d'une faible constitution, d'une petite taille, et à 20 ans, ils ont l'air d'en avoir 40.

Dans l'arrondissement de Saint-Sever, tout change; mais un grand canton, celui de Tartas, est encore dans la Lande, et participe à toutes les mauvaises conditions dont il vient d'être parlé pour l'arrondissement de Mont-de-Marsan. Le reste est plus riche, bien cultivé, coupé de coteaux, de rivières, de ruisseaux, et çà et là ombragé par de belles plantations. Le paysan récolte et boit du vin, a de bonnes eaux, se nourrit de pain de seigle, de froment, de maïs et de fruits assez bons. Il est aussi plus propre, mieux logé, mieux vêtu, plus fort, et, comme nous venons de le voir, de plus belle espèce que dans la Lande.

L'arrondissement de Dax, où la taille est à son *maximum* et les réformes à leur *minimum*, offre trois sortes de localités bien distinctes. Une partie de cet arrondissement ressemble à celui de Saint-Sever, et toutes les observations relatives à ce dernier s'y appliquent. Une autre partie, appelée le *Marencin*, est couverte de *pignadars*, et a beaucoup d'analogie avec les mauvais cantons de l'arrondissement de Mont-de-Marsan ; mais elle est plus voisine de la mer, et, par conséquent, un peu plus riche, un peu plus heureuse, ou, si l'on veut, moins pauvre et plus populeuse. Enfin, quoique les eaux y soient mauvaises, et malgré l'insalubrité de certains marais, les habitans y sont moins faibles que dans la Lande proprement dite. Une troisième partie de l'arrondissement de Dax est voisine de la Gave. Elle est très-fertile, très-bien cultivée, bien arrosée et d'un bel aspect. Là, les habitudes, les mœurs, ressemblent assez à celles des Béarnais, et il y a véritablement de l'aisance. Enfin, les individus y sont d'une belle stature, d'une forte constitution, et ce sont eux qui rendent, pour l'arrondissement, la taille moyenne plus élevée, et les réformes moins nombreuses que dans les deux premiers arrondissemens.

Département de la Seine. Je termine ce qui concerne les départemens en particulier, par les faits détaillés de celui de la Seine. Je les prends dans le troisième volume des *Recherches statistiques sur Paris;* non pour l'époque de l'ancienne conscription, mais pour celle du nouveau recrutement, et pour la période de 1816 à 1823 inclusivement.

Avant d'aller plus loin, je dois une explication.

Autrefois, tous les individus portés sur les listes de conscrits étaient d'abord mesurés (il n'y avait d'exception que pour les seuls absens), et ce n'était qu'ensuite que ceux trouvés bons par la taille étaient admis à faire valoir leurs infirmités, difformités ou maladies, puis les causes d'exemption accordées par la loi. On mesurait tous les jeunes gens à l'époque précise de l'appel, et les réformes prononcées pour des causes autres que le défaut de taille ne s'appliquaient qu'à ceux qui avaient la taille exigée par les règlemens (1).

La taille au-dessous de laquelle on était déclaré impropre au service militaire dans la plupart des années dont j'ai recueilli les résultats, était de 4 pieds 9 pouces (1 m. 544 millim.); mais pour les conscrits des années antérieures à l'an XIII, on exigeait 4 pieds 11 pouces (1 m. 598 millim.). Enfin, à dater de la conscription de 1811, le *minimum* de la taille exigée n'a plus eu, pour ainsi dire, de limite, et, d'un autre côté, les levées d'hommes se sont faites avec une sévérité toujours croissante; aussi fais-je abstraction, dans ce Mémoire, des résultats des dernières conscriptions; il n'y aurait plus de comparaison raisonnable.

Ce que je vais dire des résultats du département de la Seine indiquera les changemens apportés depuis la nouvelle loi sur le recrutement, dans l'examen et la désigna-

---

(1) *Voir* les différens décrets impériaux relatifs aux levées de conscrits.

tion des hommes levés pour le service militaire. Je viens maintenant à ces résultats.

Pendant les huit années qui les ont fournis, la taille moyenne des jeunes gens portés sur la liste départementale des contingens, c'est-à-dire, des jeunes gens tous âgés de 20 à 21 ans et trouvés bons pour le service militaire, a été :

Pour la ville de Paris, de 5 pieds 2 pouces 1 ligne un tiers (1 m. 683 millim.) ;

Et, pour les arrondissemens ruraux de Sceaux et de Saint-Denis, de 5 pieds 1 pouce 9 lignes, à 9 lignes un tiers (1 m. 674 et 675 millim.).

Ainsi, la taille moyenne des hommes est plus haute dans la ville de Paris que dans le reste du département de la Seine. La même chose se remarque dans le département du Rhône, entre la ville de Lyon et l'arrondissement de Villefranche, du moins pendant la période de 1806 à 1810 inclusivement (1), et dans l'ancien département de Rome, entre l'arrondissement de cette ville et les cinq autres, pour les classes de conscrits des années 1809 à 1812 (2). Enfin, on lit dans la *Statistique du département de la Haute-Vienne* que les habitans des villes ont ordinairement, dans ce département, une stature plus haute que celle des habitans des campagnes (3).

Si nous rangeons les divers arrondissemens de la ville de Paris d'après l'ordre décroissant de la taille moyenne, nous les voyons, en faisant abstraction du onzième seulement, se placer à la suite l'un de l'autre, presque dans

---

(1) *Réponse inédite du préfet*. Résultat du tableau de la taille.
(2) Papiers manuscrits de feu M. le docteur Friedlander.
(3) *Voir* chapitre II, page 85 de l'édition in-4°.

le même ordre que celui dans lequel décroît la proportion des locations imposées à la seule contribution personnelle, c'est-à-dire, la proportion des habitans plus ou moins aisés qui vivent uniquement de leurs revenus, ou d'une industrie qui n'est point soumise au droit de patente. En voici la preuve.

ARRONDISSEMENS municipaux DE PARIS.	TAILLE MOYENNE.	PROPORTION DES LOCATIONS imposées à la seule contribution personnelle.
Premier.	1 m. 690 mill.	0,49
Troisième.	1 690	0,38
Dixième.	1 689	0,46
Deuxième.	1 688	0,40
Septième.	1 683	0,29
Cinquième.	1 681	0,28
Huitième.	1 681	0,25
Quatrième.	1 680	0,23
Neuvième.	1 680	0,26
Douzième.	1 679	0,19
Onzième.	1 678	0,39
Sixième.	1 677	0,20 (1)

On dirait donc que la stature des hommes est ici, toutes choses d'ailleurs égales, en raison de la fortune ou mieux en raison inverse des peines, des fatigues, des privations éprouvées dans l'enfance et la jeunesse (2).

---

(1) *Voir*, pour la proportion des locations imposées à la seule contribution personnelle, le tableau n° 102 du second volume des *Recherches statistiques sur Paris*.

(2) On objectera peut-être à cette induction, l'exemple du onzième arrondissement de Paris. Mais quand on sait

Pendant les huit années comprises dans la période de 1816 à 1823 inclusivement, 40,576 hommes ont été appelés, par leur âge, dans tout le département de la Seine, à concourir à la formation des contingens.

Ces contingens réunis donnent un total de 8,106 individus; mais, en faisant abstraction de ceux qui comptaient déjà dans les cadres de l'armée, ou qui étaient compris de droit dans les contingens, n'importe à quel titre, ils ont été réduits à 5,825. Ce que je viens de dire des tailles ne s'applique qu'à ces derniers, dont le plus petit n'avait pas moins de 4 pieds 10 pouces (1 m. 544 millim.), *minimum* actuel de la taille exigée.

Pour trouver les 5,825 jeunes gens propres au service militaire, 11,730 ont, par leurs numéros de tirage, été soumis à l'examen du conseil de recrutement. Conséquemment, 5,905, c'est-à-dire un peu plus de la moitié, ont été déclarés impropres au service.

Les causes de réformes, ramenées à nos deux catégories générales, ont été, entre elles, dans les proportions suivantes :

Défaut de taille.	1,483	ou 0,25
Difformités, infirmités ou maladies.	4,422	0,75
	5,905	1,00

Si l'on compare, pour les divers arrondissemens de la

---

que la population aisée de cet arrondissement se compose d'un très-grand nombre de personnes qui, dans le déclin de leur vie, se sont retirées des affaires avec, en général, une médiocre fortune acquise fort tard, l'objection tombe d'elle-même.

Le tableau suivant détruit aussi l'objection que l'on pourrait faire d'abord en citant le troisième arrondissement.

ville de Paris, le nombre des jeunes gens trouvés aptes au service militaire, avec le nombre de ceux qui ont été réformés, on remarque que ces derniers sont plus nombreux dans les arrondissemens pauvres, tandis que c'est tout le contraire dans les arrondissemens riches. Les deux arrondissemens ruraux suivent, sous ce rapport, les arrondissemens pauvres de la ville. C'est un point qui est d'ailleurs mis hors de doute par le tableau suivant :

ARRONDISSEMENS RANGÉS dans l'ordre décroissant de la proportion des imposés, non à la seule contribution personnelle, mais et à cette contribution, et à la patente (1).	NUMÉROS d'ordres DES ARRONDISSEMENS.	NOMBRES DES INDIVIDUS	
		Trouvés bons.	Réformés.
Deuxième.	Premier.	347	259
Troisième.	Deuxième.	474	399
Premier.	Troisième.	305	267
Quatrième.	Quatrième.	339	298
Onzième.	Cinquième.	440	406
Sixième.	Sixième.	557	610
Cinquième.	Septième.	406	446
Septième.	Huitième.	439	474
Dixième.	Neuvième.	324	364
Neuvième.	Dixième.	464	454
Huitième.	Onzième.	354	377
Douzième.	Douzième.	524	509
Ville de Paris............		4,973	4,863
Arrondissement de St-Denis.		424	568
Arrondissement de Sceaux...		428	474
		5,825	5,905 (2)

(1) *Voyez* le tableau numéro 102, du second volume des *Recherches statistiques sur Paris*.

(2) La tendance que montre ce tableau disparaîtrait en-

Les tendances que nous montrent les faits du nouveau recrutement fournis par le département de la Seine, sont donc les mêmes que celles qui résultent des faits de l'ancienne conscription.

C'est encore la même chose pour le département de l'Aisne, le seul pour lequel j'ai trouvé des renseignemens authentiques. Le relevé, fait d'après des comptes numériques, a prouvé que pour les années 1816, 1817, 1818, 1819 et 1820, les tailles les plus élevées de ce dernier département se voyaient dans les pays de grande culture et les lieux avoisinant les bois, tandis que les plus petites se rencontraient dans les pays vignobles. Or, les habitans

---

tièrement si, à l'aide de la dernière colonne du tableau n° 68 du 3e vol. des *Recherches statistiques sur Paris*, l'on voulait déterminer la proportion des jeunes gens exemptés comme n'étant pas propres au service; mais cela tient à ce que les individus exemptés comme mariés avant la promulgation de la loi du 10 mars 1818, comme aînés d'orphelins, comme fils ou petits-fils de veuves, comme fils ou petits-fils de vieillards ou d'aveugles, etc., sont compris dans la dernière colonne du tableau n° 68, dont il s'agit, et que pour mon objet j'ai dû omettre toutes les exemptions ou réformes qui reconnaissent d'autres causes que les infirmités, les difformités et le défaut de taille. Un rapport fait au préfet du département de la Seine, sur la visite des conscrits de l'an XI et de l'an XII, par M. le professeur Richerand (voyez *Journal général de Médecine*, tome XX, page 149 et suivantes), offre à certains égards des résultats analogues à ceux que nous venons de voir pour Paris, et à certains autres des résultats contraires. Mais il faut observer que ce rapport ne fait en aucune manière mention de la taille, ni du nombre des réformes pour défaut de taille.

des premiers pays sont généralement plus aisés, mieux nourris et beaucoup moins fatigués de travaux que les habitans des vignobles. L'excellente *Statistique du département de l'Aisne*, par M. Brayer, offre la preuve de cette double assertion (1).

De mes documens manuscrits relatifs à l'ancienne conscription, il ressort un fait important sur lequel je veux appeler l'attention. Voici ce fait :

Toutes les fois que l'on a levé une classe de conscrits avant l'âge de 20 ans, fixé par la loi organique de la conscription, le nombre des réformes pour défaut de taille a augmenté, *en général*, d'une manière beaucoup plus sensible dans les pays pauvres et sur les hautes montagnes que dans ceux qui se font remarquer par des conditions opposées ; ce qui confirme ce que j'ai déjà énoncé, d'après mes documens, que le développement physique complet est plus tardif dans les premières localités que dans les secondes. En d'autres termes, dans les lieux où la petite taille a été la cause principale des réformes, le nombre de celles-ci s'est accru, *en général*, dans une proportion énorme quand l'âge de la levée a été avancé : c'est au point que dans plusieurs cantons de l'ancien département de Montenotte, ce nombre a triplé par une différence d'âge de 18 mois (2).

Mais sans aller chercher des exemples hors du territoire de la France actuelle, disons que l'âge de la levée étant de 20 ans 3 mois à 21 ans 3 mois pour la conscription

---

(1) *Voyez* la *Statistique du département de l'Aisne*, première partie, pages 67, 69, 94 et 95.

(2) Voyez la *Statistique* de ce département, par M. le comte Chabrol de Volvic.

de l'an XIII et celui de la levée des conscrits de 1808 étant de 18 ans 4 mois à 19 ans 4 mois, nous trouvons pour ces deux levées, que sépare une différence d'âge de 23 mois, savoir :

Dans le département de la Vienne, 566 réformes pour défaut de taille parmi la classe de l'an XIII, et 687 parmi celle de 1808.

Dans le département du Gard, 226 et 336.

Dans le département de la Seine, 1120 et 1813 (ces deux nombres comprennent toutes les réformes, celles pour défaut de taille n'étant pas distinguées des autres).

Dans le département du Lot, 374 et 589, pour défaut de taille seulement.

Dans celui de la Dordogne, 628 et 1015.

Dans celui de Vaucluse, 131 et 212.

Dans la Côte-d'or, 376 et 638.

Dans le Puy-de-Dôme, 972 et 1787.

Dans la Charente, 413 et 804.

Dans la Gironde, 357 et 778.

Dans les Landes, 338 et 629.

Dans l'Ille-et-Vilaine, 806 et 1636.

Dans les Deux-Sèvres, 363 et 703.

Dans les Ardennes, 169 et 399.

Dans la Charente-Inférieure, 331 et 768.

Dans le Pas-de-Calais, 280 et 705.

Dans la Haute-Loire, 281 et 779.

Dans le Cantal, 258 et 671.

Dans les Hautes-Alpes, 138 et 416.

Dans les Côtes-du-Nord, 693 et 1919.

Dans le Finistère, 654 et 1586.

Dans l'Aisne, 222 et 698.

Dans la Creuse, 352 et 1203.

Le seul département du Var, du moins parmi ceux dont j'ai pu consulter les états, nous offre en l'an XIII plus de réformes pour défaut de taille qu'en 1808.

Les réformes pour défaut de taille des deux années dont il s'agit, me sont inconnues dans tous les autres départemens.

Je ne comparerai point entre eux, pour les conscrits de l'an XIII et de 1808, les résultats des réformes totales, à cause de la sévérité toujours croissante avec laquelle on prononçait la réforme pour infirmités ou maladies. Cette sévérité était parvenue à un tel point, pour les conscrits de 1808, qu'ils ont eu en définitive, dans plusieurs départemens, moins de réformes totales que les conscrits de l'an XIII, bien qu'ils aient compté beaucoup plus de réformes pour défaut de taille. Toutefois, dans la France prise en masse, les réformes totales ont été plus nombreuses pour la classe de 1808 que pour celle de l'an XIII, et surtout dans les départemans des Hautes-Alpes, du Cantal, des Côtes-du-Nord, de la Creuse, du Finistère, d'Ille-et-Vilaine, des Landes, de la Haute-Loire, du Puy-de Dôme, etc.; qui sont pauvres, ou dont le sol est élevé.

Je joins d'ailleurs à ce mémoire un grand tableau qui montre comparativement la taille moyenne des hommes dans chaque département à deux âges différens; entre 18 et 19 ans et entre 19 ans 8 mois et 20 ans 8 mois (tableau n° 1). Ce tableau conduit, étant médité attentivement par celui qui connaît bien la France, aux mêmes inductions que tous les faits qui précèdent.

CONCLUSIONS.

J'expose d'abord celles qui sont relatives aux levées militaires. Les conclusions plus générales, qui se rattachent davantage à l'hygiène et à l'histoire naturelle de l'homme, viendront ensuite.

PREMIER ORDRE DE CONCLUSIONS.

1° Dans les lieux où la stature commune est haute, non-seulement celle-ci, mais encore les maladies, sont assez rarement des causes d'exemption du service militaire ; tandis que ces causes sont ordinairement fréquentes, l'une et l'autre, dans les lieux où la taille est basse. En d'autres termes, les infirmités, les difformités ou les maladies qui rendent impropre au service militaire s'observent d'autant moins souvent, en général, que la taille ou la stature est plus élevée.

2° A mesure que la taille exigée pour le service militaire devient moins haute, et que, conséquemment, le nombre des réformes ou exemptions pour défaut de taille diminue, proportion gardée aussi avec ces mêmes réformes, le nombre de celles pour maladies s'accroît, du moins très-généralement, de sorte qu'en fait le nombre total des réformes ne diminue pas dans la proportion de l'abaissement de la taille exigée. Cette proposition n'est, pour ainsi dire, qu'une explication de la précédente.

3° Toutes les fois qu'on a levé des jeunes gens âgés de moins de 20 à 21 ans, le nombre des réformes pour défaut de taille a augmenté dans une proportion considérable, surtout dans les pays pauvres et sur les hautes montagnes.

4° Ce n'est pas avant l'âge de 20 à 21 ans que dans nos climats les hommes dont la taille doit avoir 4 pieds 9 pouces (1 m. 544 millim.), qui est celle que les règlemens ont fixée depuis la levée des conscrits de l'an XIII jusqu'à la levée des conscrits de 1811 (1), ont tous ou presque tous atteint cette taille; et même dans les départemens, dans les cantons où la croissance complète est retardée, ce n'est, suivant les localités, qu'à 22 et peut-être qu'à 23 ans. D'où il suit que l'on ne devrait jamais faire de levées d'hommes âgés de moins de 20 ans accomplis, et même, je pense, de 21 ans; et que, dans tous les lieux où le développement du corps est tardif, l'âge de la levée devrait être reculé.

5° Ce serait une bien grande erreur que de regarder comme égales les ressources militaires en hommes de deux pays voisins qui auraient une même population, mais dont l'un n'aurait qu'un sol maigre, stérile, et des habitans pour la plupart dans la misère, tandis que l'autre aurait un sol fertile et des habitans aisés (2).

6° Donc la loi qui fixe pour chacun de nos départemens, et dans un département quelconque, pour chacun des cantons dont il se compose, le contingent de l'armée d'après la population, a l'inconvénient, à cause de la taille exigée, de ne laisser dans un grand nombre de localités que des hommes de pire espèce,

---

(1) *Voyez* le tableau n° 2, de ce mémoire.

(2) On a toujours, depuis bien long-temps, trouvé en Alsace, en Flandre, etc., proportion gardée, un beaucoup plus grand nombre d'hommes propres au métier des armes que dans le Berry, la Sologne, la Brenne, la Bretagne, le Bourbonnais, etc.

qui ne peuvent que propager leurs défauts physiques aux générations suivantes.

7° Donc aussi, les gouvernemens, en exigeant des soldats une taille élevée, font tout ce qui est en eux pour n'en avoir dans la suite que de petits.

8° Donc encore, le principe de la répartition du contingent de l'armée fixé, pour chaque département, d'après le nombre de ses habitans, tout impartial qu'il paraît, est aveugle sous le rapport qui m'occupe ici ; et je dis qu'il en serait de même de la disposition qui fixerait le *minimum* de la taille à 4 pieds 9 pouces (1 m. 544 millim.) ; à plus forte raison à 4 pieds 10 pouces (1 m. 570 mill.) pour des hommes qui, du reste, sont aptes à supporter toutes les fatigues de la guerre (1).

---

(1) J'ajoute que dans les lieux où les femmes affluent, ou bien les étrangers qui ont passé l'âge du recrutement, le nombre des jeunes gens qui arrivent chaque année à 20 ans est, proportion gardée, au-dessous de celui qu'on observe ailleurs ; conséquemment le but que l'on se propose dans une répartition fondée sur la population générale ne saurait être atteint pour ces lieux.

M. Hargenvilliers admet, dans ses excellentes *Recherches sur la formation et le recrutement de l'armée en France*, que le nombre des jeunes gens qui, au 1ᵉʳ janvier de chaque année, ont 20 ans accomplis, est à la population générale du royaume comme 1 est à 100, mais que c'est comme 1 est à 165 dans le département du Rhône, et comme 1 à 210 dans le département de la Seine (*voyez* page 63). Mais il ne donne point les élémens de ces rapports.

Cette remarque de M. Hargenvillers, à qui des documens puisés au ministère de la guerre il y a plus de douze ans l'ont suggérée, est une preuve de plus que la fixation des

Qu'il me soit permis d'ajouter à ces conclusions quelques considérations :

Il est digne de remarque que depuis la restauration, que le *minimum* de la taille militaire est fixé à 4 pieds 10 pouces (1 m. 570 millim.), certains cantons n'ont pas pu compléter le nombre d'hommes qu'ils devaient fournir en *jeunes soldats disponibles*, d'après la répartition faite proportionnellement à la population.

On a cru remédier à cet inconvénient et rendre égal

---

contingens, d'après la population générale, devrait être modifiée, au moins dans plusieurs localités. La réclamation que vient de faire le conseil-général du département de la Seine contre une pareille base de répartition appliquée à la ville de Paris, où tant de jeunes gens qui l'habitent et y sont examinés par les conseils de recrutement, comptent néanmoins dans leurs départemens respectifs pour les contingens à fournir à l'armée, s'en trouve fortement appuyée. (*Voyez* les journaux quotidiens des quinze derniers jours du mois de décembre 1828.) Le conseil-général de la Seine demande, ou qu'on accorde à ce département une diminution d'hommes, ou que dans toute la France on règle les contingens sur la population spéciale, c'est-à-dire sur le nombre des inscriptions de chaque année pour les jeunes hommes de 20 ans.

Certes, la distribution souvent fort différente des âges et des sexes entre eux dans la population des divers départemens, semble péremptoire en faveur de la dernière proposition. Mais admettons qu'on s'y conforme rigoureusement, sans modification aucune, certains cantons ne se verront pas moins enlever chaque année tous les hommes de 20 ans qui ont à la fois une taille un peu avantageuse et une bonne constitution, tandis que d'autres en conserveront beaucoup.

partout le poids des levées, en donnant aux cantons la faculté d'imputer, en déduction du nombre d'hommes qui leur est assigné pour le service actif, non-seulement les jeunes soldats dispensés en vertu de la loi du 10 mars 1818, mais même les jeunes gens non disponibles, désignés par les numéros de tirage, c'est-à-dire, en faisant compter dans le service actif:

1° Ceux qui ont contracté un engagement volontaire dans un des corps de l'armée;

2° Les jeunes marins;

3° Les officiers de santé;

4° Les élèves ecclésiastiques;

5° Les autres élèves des écoles de services publics, tels que les élèves de langues, ceux de l'école polytechnique, des écoles spéciales militaires et de la marine, etc., et les membres de l'instruction publique;

6° Les jeunes gens qui ont obtenu un des grands prix décernés par l'institut royal, ou le prix d'honneur de l'université.

Mais il est aisé de voir que les cantons qui se trouvent dans l'impossibilité de compléter le nombre d'hommes qui leur est demandé dans la répartition proportionnelle, sont ceux où il y a le plus d'exemptions prononcées, soit pour infirmités, soit pour défaut de taille, c'est-à-dire les cantons misérables; et que, conséquemment, ces cantons profitent moins que les autres d'une mesure qui est, pour ainsi dire, toute en faveur des grandes villes, des lieux de garnison, où se contractent presque tous les engagemens volontaires, et des pays où beaucoup de familles peuvent donner une éducation soignée à leurs enfans (1).

(1) Voici ce qu'on lit sur la mesure dont il s'agit, dans

D'un autre côté, des hommes âgés de moins de 20 à 21 ans, lors même qu'ils ont la taille voulue, n'ont pas encore, pour un très-grand nombre, acquis les forces nécessaires au métier de soldat, du moins quand les campagnes sont aussi actives que celles de nos dernières guerres. J'ai souvent observé que nos régimens composés de jeunes conscrits, laissaient, dans les longues marches, même loin de l'ennemi et au milieu de l'abondance,

les comptes officiels de 1827, sur le recrutement de l'armée, à l'occasion de la levée de 1826 :

« Un changement notable a été fait dans les levées: autrefois les cantons du royaume devaient fournir pour le service actif, *en jeunes soldats disponibles*, le nombre d'hommes qui leur était demandé proportionnellement au contingent légal. Maintenant ils peuvent imputer en déduction de ce nombre, non-seulement les jeunes soldats dispensés en vertu de la loi, mais même ceux non disponibles à un titre quelconque, dont les numéros de tirages ont atteints dans l'ordre des désignations. Ce changement, on doit l'avouer, à l'inconvénient de laisser incertain le produit de la levée ordonnée; *mais il rend égal, pour tous les départemens, le poids des levées*. Désormais ce poids ne sera pas plus fort pour les contrées qui donnent beaucoup d'hommes de bonne volonté, que pour celles où il y a peu d'engagés volontaires; il a fallu ici faire fléchir l'intérêt de l'armée devant des considérations puisées dans un principe d'équité. La modification faite eût été sans importance, lorsque le contingent, de 40 mille seulement, entrait en entier dans les cadres de l'activité. Les familles y attachent de l'intérêt, aujourd'hui qu'un contingent plus considérable permet de laisser en réserve dans leurs foyers une partie des jeunes soldats. »

beaucoup de malades dans les hôpitaux, tandis qu'à durée de service égale, mais à un âge un peu plus avancé, les soldats supportaient bien mieux la fatigue. Au reste, tous les médecins, tous les chirurgiens militaires, parmi lesquels je dois nommer M. Larrey, et tous les officiers, ont fait, ainsi que moi, cette observation (1).

---

(1) Voici d'ailleurs comment s'en explique l'un de nos médecins d'armées les plus savans, M. le docteur Vaidy :

« On ne devrait admettre (au service militaire) au-dessous de cet âge (20 ans) que les hommes qui s'engagent volontairement, et encore ne devrait-on les envoyer aux bataillons ou aux escadrons de guerre qu'à 20 ans accomplis. Lorsqu'on viole cette règle on multiplie les victimes, et l'on accroît les dépenses sans augmenter la force réelle de l'armée. Parmi un grand nombre d'exemples frappans qui serviraient à prouver mon assertion, je n'en citerai qu'un seul dont j'ai été témoin. Dans la campagne d'hiver de 1805, l'armée, partie des côtes de l'océan, avait fait une marche continue d'environ 400 lieues pour arriver sur les champs d'Austerlitz, et elle n'avait presque pas laissé de malades sur la route; c'est que les plus jeunes soldats étaient âgés de 22 ans et avaient 2 ans de service. Dans la campagne d'été de 1809, l'armée, cantonnée dans les provinces du nord et de l'ouest de l'Allemagne, avait une distance beaucoup moins grande à parcourir. Avant d'arriver à Vienne elle avait rempli tous les hôpitaux de ses malades, indépendamment des blessés de Ratisbonne et de Landshuth; c'est que plus de la moitié des soldats étaient des jeunes gens au-dessous de 20 ans levés prématurément. Ceux qui ont fait cette campagne savent que l'infanterie française n'agit point

Une levée prématurée n'aurait pas le même inconvénient pour les jeunes gens de beaucoup de cantons marégeux, où leur constitution tend continuellement à se détériorer, et où leurs facultés physiques et intellectuelles sont ordinairement très-bornées, que pour ceux des lieux salubres, mais sous la condition d'attendre plusieurs années pour les envoyer à l'armée. La conscription impériale, qui a tant fait gémir la France, fut, pour les jeunes gens qui, nés dans les cantons marécageux malsains, échappèrent aux chances de la guerre, un véritable bienfait. Loin de leur pays, leur constitution se fortifiait, leur moral se développait; et ils sont rentrés chez eux avec le désir, et en partie avec le pouvoir de lutter contre l'insalubrité du sol qu'ils revenaient habiter (1). On conçoit que l'exception que je viens de faire s'applique, sous la même condition, à tous les jeunes gens que le service militaire soustrait à l'influence nuisible du métier qu'ils exercent, en un mot

---

avec sa vigueur accoutumée, et que la victoire de Wagram fut due principalement aux efforts de l'artillerie, composée d'hommes plus âgés et plus robustes. » (Voyez *Dictionnaire des sciences médicales*, article HYGIÈNE MILITAIRE.)

(1) Cette opinion, relativement aux jeunes gens des cantons marécageux les plus malsains, n'est pas seulement la mienne; elle était aussi celle d'officiers nés dans ces lieux et que j'ai connus à l'armée. Je la trouve formellement exprimée dans une notice sur la topographie médicale du canton de Montluel et d'une partie de la Dombes, que M. le docteur Nepple a mise en tête de son *Essai sur les fièvres rémittentes et intermittentes*, et je l'ai reproduite presque dans les mêmes termes.

à tous ceux dont le sort se trouve sensiblement amélioré par les nouvelles circonstances dans lesquelles le service militaire les place.

S'il est vrai, comme on en cite des exemples (1), que dans les pays de garnison, surtout dans ceux où sont placés les régimens composés d'hommes des plus hautes statures, la taille des habitans y devienne à la longue plus grande, on conçoit que ces pays doivent, toutes choses étant égales d'ailleurs, offrir plus de ressources pour le recrutement de l'armée que les autres. Une pareille cause a dû contribuer à élever la taille commune en Flandre, en Alsace, en Franche-Comté, etc., et à la laisser basse, ou à la réduire, dans le centre et dans le midi de la France.

Enfin, il est très-vraisemblable que les dernières guerres soutenues par la France jusqu'en 1815, et qui ont consommé chaque année tant de milliers de jeunes gens, choisis autant qu'on le pouvait parmi les hommes de haute taille, ont, par leur longue durée, fait baisser chez nous de quelque chose la taille commune. Je dis il est vraisemblable, parce que je ne saurais en donner la preuve certaine, et que c'est seulement par induction que j'arrive à cette conséquence.

DEUXIÈME ORDRE DE CONCLUSIONS,

OU CONCLUSIONS RELATIVES A L'HYGIÈNE GÉNÉRALE ET A L'HISTOIRE NATURELLE DE L'HOMME.

9° La taille des hommes devient d'autant plus haute, et leur croissance s'achève d'autant plus vite que, toutes choses étant égales d'ailleurs, le pays est plus riche,

---

(1) Notamment pour la ville de Potsdam.

l'aisance plus générale; que les logemens, les vêtemens, et surtout la nourriture, sont meilleurs, et que les peines, les fatigues, les privations éprouvées dans l'enfance et la jeunesse sont moins grandes. En d'autres termes, la misère, c'est-à-dire les circonstances qui l'accompagnent, produit les petites tailles et retarde l'époque du développement complet du corps (1).

10° Sur les hautes montagnes où le climat est rigoureux, cette époque est plus tardive que dans les plaines basses, et la taille y est ordinairement moins haute.

11° Mais, en général, ce retard dans le développement, et cette petite taille, doivent être attribués chez nous, surtout la dernière, plus encore à la pauvreté qu'à l'influence directe d'un climat rigoureux (2).

---

(1) M. Hargenvilliers en donne une nouvelle preuve à la page 65 de son excellent travail. On y voit que la taille moyenne qu'il avait fixée, comme je l'ai déjà dit, à 4 pieds 11 pouces 8 lignes pour toute la France, était :

Départemens.	Pieds.	Pouces.	Lig.	Mèt.	Mill.	Sur 100 jeunes gens de 20 ans, l'auteur en compte au dessous de 4 pieds 10 pouces,
Allier, de	4	9	6	1	556	55
Creuse, de	4	9	8	1	561	44
Haute-Vienne, de	4	10	2	1	574	47
Indre, de	4	10	3	1	577	46
Pas-de-Calais, de	5	»	9	1	640	15
Jura, de	5	»	11	1	646	14
Oise, de	5	1	3	1	658	14
Doubs, de	5	2	1	1	680	8

(2) Je ne rappellerai point ici ce qui a été dit de la Suisse, de quelques cantons du Puy-de-Dôme, ni ce que nous venons de voir, pour le Doubs, dans la note précédente, ni ce qui

12° Si, dans les endroits où l'on voit de riches et abondantes récoltes, des arbres vigoureux, des animaux très-grands, des bestiaux très-nombreux, les hommes ont ordinairement une stature élevée, tandis

résulte du grand tableau n° 1 de ce mémoire. Mais voici un nouveau fait qui jette du jour sur le sujet particulier dont il s'agit.

En Savoie, le terme moyen de la taille dans les hautes vallées de la Maurienne (qui ont, au-dessus du niveau de la mer, jusqu'à 586, 1381 et 1563 mètres, suivant qu'on mesure leur élévation à Saint-Jean, à Lans-le-Bourg, ou à la source de la rivière d'Arc), a été trouvé de 5 pieds 3 pouces environ (1 mètre 700 millimètres), tandis que dans les autres parties du ci-devant département du Mont-Blanc, qui sont généralement bien moins élevées, c'était de 5 pieds à 5 pieds 1 pouce (1 mètre 620 à 650 millimètres). M. de Verneilh, ancien préfet du Mont-Blanc, affirme, en parlant des habitans de la Basse-Maurienne, dont le sol est élevé depuis 323 mètres jusqu'à 586 au-dessus du niveau de la mer, et de ceux de quelques campagnes des environs de Chambéry, dont la vallée a depuis 228 mètres jusqu'à 270 d'élévation, qu'ils sont généralement petits et de faible santé ; et c'est à la seule misère qu'il attribue cette espèce de dégénération. Il présente ces habitans comme vivant dans des maisons chétives et malpropres, comme obligés par l'indigence qui les presse, à travailler au-dessus de leurs forces ; et au tableau vraiment pittoresque qu'il en trace, il oppose celui des heureux et robustes cultivateurs des hautes vallées qui sont presque tous propriétaires de fonds de terre, et vivant dans une certaine aisance (voyez la *Statistique du ci-devant département du Mont-Blanc*, pages 35, 36, 144, 150, 162, 174, 277, 278 et 279). Ceci aide à expliquer la haute stature des hommes, dans beaucoup de parties de la Suisse.

qu'ils sont petits là où les récoltes sont maigres, les arbres épars et rabougris, les bestiaux rares et chétifs, c'est qu'avec les premières circonstances l'aisance est plus ou moins générale, et qu'il n'y a que pauvreté ou misère avec les secondes.

Il résulte des faits passés en revue dans ce mémoire, que tout ce qui amène la pauvreté dans un pays, dans un lieu quelconque, la répand ou l'entretient, a pour effet de diminuer la stature commune, de retarder le développement du corps, et même d'augmenter la proportion des infirmités, et qu'au contraire tout ce qui entretient l'aisance ou la rend plus générale, a pour effet d'accroître la taille commune, de diminuer le nombre des infirmes et des difformes, en un mot d'améliorer l'espèce sous tous les rapports physiques.

Il suffirait à celui qui connaît bien la France, pour se convaincre de cette vérité, de jeter un coup d'œil sur le tableau n° 1 de ce mémoire, et sur celui des tailles des contingens de l'armée que chaque année le ministre de la guerre publie à la fin des comptes officiels sur le recrutement.

On voit par ces comptes officiels, et je ne saurais trop appeler l'attention sur ce point, que le nombre proportionnel des hautes tailles s'est accru tous les ans depuis la restauration jusqu'en 1820, et que depuis cette dernière année il est resté le même, ou à très-peu près, du moins parmi les jeunes gens dont la taille a plus de 4 pieds 10 pouces (1 m. 570 millim.). En fixant, par exemple, pour ces jeunes gens, la haute taille à 5 pieds 1 pouce (1 mètre 651 millim.), nous trouvons, terme moyen, en hautes tailles, sur 100 hommes :

45 pour les contingens réunis des jeunes gens qui ont accompli leur vingtième année en 1816 et 1817,
46 pour le contingent de 1818,
48   1819,
50   1820,
49   1821,
48   1822,
46   1823,
49   1824,
49   1825,
50   1826
50   1827 (1).

Si le contingent de 1823 offre moins de tailles élevées que ceux des années qui précèdent ou suivent immédiatement; c'est que, attendu l'éventualité des besoins de la guerre d'Espagne, ce contingent a été formé près d'un an plus tôt que les autres, c'est-à-dire à une époque où beaucoup de jeunes gens n'avaient pas encore acquis tout leur développement. On doit donc faire abstraction du contingent de 1823.

Remarquons, en outre, que la classe de 1816, ici confondue avec celle de 1817, parce que les comptes du ministre de la guerre n'en font point connaître les résultats à part, a été levée à 21 ans révolus (en 1818), et non entre 20 et 21 ans, comme les classes suivantes. Conséquemment, à ne considérer que l'âge, il devrait y avoir dans les contingens réunis de 1816 et 1817 plus de hautes tailles que dans les autres; et pourtant c'est tout le contraire. Mais le développement des jeunes

(1) *Voyez* la dernière page des comptes officiels sur le recrutement, pour chaque année.

gens de ces deux classes et des deux classes suivantes s'est achevé dans des circonstances bien moins heureuses que le développement des jeunes gens des dernières classes : les seules dates le témoignent assez.

Ainsi, il y a aujourd'hui en France, parmi les hommes de l'âge de 20 à 21 ans, plus de hautes tailles qu'il n'y en avait en 1819, à plus forte raison qu'en 1818, et surtout qu'en 1816 et 1817.

Il paraît donc, d'après ces faits, que les circonstances dans lesquelles la France s'est trouvée durant les derniers temps de l'empire et jusqu'en 1817 (1), ont agi sur le développement des jeunes gens jusqu'en 1819, d'où il suit que les dernières années de la croissance contribuent beaucoup à déterminer la stature (2).

Une conséquence importante et toute nouvelle découle de tout ce que j'ai rapporté : c'est que, non-seulement la santé des hommes, mais encore leur stature, dépendent en partie du degré de civilisation, de la prospérité ou du malheur public, et que, très-souvent, les gouver-

---

(1) La récolte de 1816 a été très-mauvaise, et ses funestes effets se sont fait sentir jusqu'en 1817. Quant aux grands événemens qui ont précédé 1817, il serait superflu de les rappeler.

(2) Si, à l'aide des données publiées par M. Hargenvilliers, on veut savoir quelle était, pour les jeunes gens de 20 ans, lors de la conscription impériale, la proportion des hautes tailles, en fixant le *minimum* de celles-ci, comme je l'ai fait, à 1 mètre 651 millimètres (5 pieds 1 pouce), le calcul donne, sur cent jeunes gens ayant au moins 1 mètre 570 millimètres (4 pieds 10 pouces) de hauteur, au lieu de 48 ou 49, 44 seulement; ce qui est moins encore que pour les

nemens pourraient à leur gré, en travaillant de tout leur pouvoir au bonheur général, allonger la taille commune des hommes qui leur sont soumis. Je viens d'en donner une preuve.

Il suit de cette manière de considérer les faits que certaines variétés qui s'observent dans l'espèce humaine ne sont pas, abstraction faite de ces traits natifs et saillans qui tiennent aux races les mieux déterminées, aussi profondes que plusieurs personnes l'ont prétendu ou le prétendent, et que, par exemple, la différence de stature qui se remarque en général entre les habitans du nord de la France et ceux du midi, ou pour citer les habitans de pays tout-à-fait voisins et également salu-

---

jeunes gens qui, en 1825, n'avaient pas tous accompli leur vingtième année. Voici le calcul dont il s'agit :

39,980 tailles de 1 m. 570 mil. à 1 m. 651 mil. : 56 : :
31,400 tailles au dessus de 1 m. 651 millim. : 44 ou : :
―――――
71,480 : 100

(*Voyez* au commencement de ce mémoire le tableau des tailles des conscrits, emprunté à M. Hargenvilliers.)

Toutefois, la différence que je remarque entre les résultats de deux époques si différentes doit être en partie illusoire, car autrefois on tenait note de la taille de tous les conscrits indistinctement, et depuis la restauration on ne connaît que celle des hommes des contingens. Mais, quelles que soient les suppositions que l'on fasse, la différence dont je parle ne saurait être invoquée pour établir que pendant le régime impérial la stature des jeunes gens n'était pas, d'ordinaire, moins haute qu'aujourd'hui. C'est bien plutôt une preuve du contraire, mais une preuve seulement vraisemblable.

bres, entre les Normands et les Bretons, se perpétue très-probablement par les conditions différentes d'aisance ou de pauvreté, c'est-à-dire de nourriture, de logement, de vêtement, de travaux, de propreté, etc., dans lesquels ces peuples vivent depuis un temps immémorial; ce qui ne veut pas dire que la même différence ne se transmette pas aussi des pères aux enfans par succession de génération.

La preuve encore que les conditions qui constituent l'aisance ou la misère déterminent *en partie* la stature de notre corps, c'est que des pays bien différens de la France et des races d'hommes bien distinctes de la nôtre nous en offrent l'influence. Ainsi, pour ne citer qu'un seul exemple, les Arées ou chefs de Taïti, et des îles de la Société, des Marquises, des Amis, etc., ont, ainsi que tous les habitans d'un rang distingué dans ces îles, une stature plus forte, plus élevée que les autres insulaires des mêmes races. Mais les premiers mènent une vie fort agréable, et font d'ailleurs, pour ainsi dire, du plaisir de manger leur occupation habituelle; tandis que les seconds sont obligés de travailler pour les Arées, d'en cultiver les champs, en un mot, de livrer à ces maîtres les fruits, les poissons et les viandes dont ceux-ci se nourrissent abondamment (1).

Lorsqu'on lit avec attention les remarques de Forster le père, sur les naturels des îles que je viens de nommer, et des autres îles de la mer du Sud, on trouve un rapport

---

(1) Voyez *Observations faites pendant le second voyage de Cook, dans l'hémisphère austral et autour du monde*, etc.; par M. Forster, père.

bien marqué entre leur force, leur taille, leur corpulence, d'une part, et, d'autre part, leur vie plus ou moins douce (1).

Citerai-je les Lapons, les Samoïèdes, les Groënlandais, les Esquimaux, en un mot les très-petits hommes des terres qui avoisinent le cercle arctique? Qui oserait, d'après tout ce qui précède, affirmer que leur vie extrêmement misérable n'a pas, à la longue, contribué à réduire leur taille autant, peut-être, que l'influence directe d'un froid excessif?

Gardons-nous toutefois d'attribuer aux conditions de nourriture et d'aisance un effet plus grand que celui qu'elles produisent : on ne sait pas encore combien de temps et de générations il faut pour effacer tel ou tel caractère originel. Et d'ailleurs, beaucoup d'observations très-positives viendraient restreindre l'application exagérée que l'on voudrait faire de mes recherches, en nous montrant, dans des pays fertiles, une race d'hommes généralement plus petits que les habitans de contrées moins heureuses sous tous les points de vue.

J'ai fait connaître une cause dont l'action s'exerce le plus généralement, et à un dégré qu'on n'aurait pu soupçonner, sur notre croissance. Il serait curieux de mettre en rapport avec cette même cause le peu qu'on sait d'une manière certaine sur notre force musculaire considérée comparativement aussi dans des conditions différentes d'aisance et de misère. Mais il me suffira de rappeler le résultat général des expériences dynamométriques que Péron a faites aux terres australes pour constater la force respective des sauvages de la terre de Diémen, de ceux

---

(1) Voyez la note précédente.

de la Nouvelle-Hollande, des Malais de l'île de Timor, et des Européens. Ces expériences prouvent que l'opinion qui veut que l'homme policé soit déchu de sa première vigueur, soit un être dégénéré beaucoup au-dessous de l'homme sauvage par la puissance de ses muscles, est tout-à-fait erronée, et qu'au contraire, notre force physique s'accroît avec la civilisation (1).

Certes, les faits recueillis par Péron ne sont pas aussi nombreux qu'on doit les désirer; mais ils sont directs, positifs, et, tout en les admettant avec réserve, ils ont plus de valeur que les hypothèses ou les déclamations contre lesquelles je les invoque.

Rappellerai-je aussi que toutes les fois que des Européens, des Anglo-Américains, en un mot des hommes civilisés, se sont pris corps à corps avec des sauvages, ils les ont terrassés?

On dira peut-être que chez nous-mêmes il y avait, dans ces siècles que nous appelons pauvres et barbares, des hommes plus grands, plus forts qu'aujourd'hui, et l'on en alléguera comme preuves, les exploits, vrais ou exagérés, de plusieurs châtelains. Mais ces hommes n'appartenaient-ils pas à la classe riche de la société d'alors? Et que prouvent-ils, si ce n'est la faiblesse des autres? La question est de savoir si la masse du peuple avait alors plus de force, plus de vigueur qu'aujourd'hui; si les serfs en avaient autant que nos paysans, et si, en général, leur taille était plus ou moins haute que celle de ces derniers (2).

---

(1) Voyez *Voyage de découvertes aux Terres australes*, etc.

(2) Reste peut-être l'objection de ces anciens Gaulois, si robustes, si infatigables, dont Tacite nous a transmis le

Je termine en faisant remarquer que l'observation de la taille des animaux domestiques a, depuis long-temps, conduit à des résultats analogues à ceux que je viens de développer, et en disant que ce travail se rattache à un autre sur la mortalité comparative dans la classe aisée et dans la classe indigente, qui est inséré dans le premier volume des *Mémoires de l'Académie royale de Médecine.*

Nota. Au moment même où je corrige l'épreuve de cette feuille, mon confrère, M. le docteur *Michelin,* l'un des médecins des dispensaires de la Société philantropique de Paris, me remet un manuscrit de feu *Tenon* sur la stature et le poids de l'homme, dans lequel cet auteur a établi positivement que la continuité des guerres fait baisser la stature commune des peuples, par la consommation des hommes de hautes tailles. Le témoignage de Tenon, surtout lorsqu'il s'appuie sur des recherches faites par lui, est ici trop grave pour que je ne le mette point sous les yeux du lecteur.

Nos *Annales d'Hygiène publique et de Médecine légale* s'enrichiront peut-être de quelques-uns des Mémoires inédits de ce savant, à qui la science et l'humanité doivent tant d'utiles et consciencieux travaux.

---

portrait. Mais je n'explique pas, je constate seulement des faits, et tous ceux dont nous sépare une longue suite de siècles ne font rien à l'état actuel.

(N° 1.)

Tableau concernant les tailles des Conscrits.

DÉPARTEMENS.	TAILLE MOYENNE			OBSERVATIONS.
	de la CLASSE de l'an XIII, levée de 20 ans 3 m. à 21 ans 3 m.	de la CLASSE de 1810, levée de 18 ans à 19 ans.	des hommes du contingent de la Classe de 1823, formé de 19 ans 1/2 à 20 ans 1/2.	
	Millim.	Millim.	Millim.	COLONNE N° 2.
Ain.	»	1,614	1,673	La taille indiquée à
Aisne.	1,655	1,626	1,680	cette colonne est tirée
Allier.	»	1,574	1,638	des documens manu-
Alpes (Basses-) . .	«	1,595	1,649	scrits dont il est parlé
Alpes (Hautes-) . .	1,623	1,587	1,652	au commencement de
Ardèche.	»	1,599	1,656	ce mémoire. J'ai eu
Ardennes.	»	1,633	1,683	soin de la consigner
Ariège.	1,621	1,615	1,658	ici toutes les fois que
Aube	»	1,607	1,665	je l'ai pu.
Aude	»	1,610	1,650	
Aveyron.	»	1,612	1,653	——
Bouches-du-Rhône. .	»	1,628	1,651	COLONNES N. 3 et 4.
Calvados.	»	1,642	1,664	
Cantal.	1,660	1,627	1,644	Extraites d'un tabl.
Charente.	1,603	1,591	1,655	manuscrit dressé au
Charente-Inférieure. .	»	1,602	1,644	ministère de la guerre
Cher	»	1,626	1,656	pour M. Villot, chef
Corrèze	»	1,587	1,649	du bureau des archives
Côte-d'Or.	»	1,620	1,676	du département de la
Côtes-du-Nord. . .	»	1,561	1,638	Seine, lequel a bien
Creuse.	1,598	1,567	1,664	voulu me commu-
Dordogne.	»	1,599	1,646	niquer le tableau dont
Doubs.	»	1,607	1,685	il s'agit.
Drôme.	»	1,630	1,664	
Eure	»	1,636	1,659	
Eure-et-Loir . . .	»	1,605	1,677	
Finistère.	»	1,607	1,610	
Gard	1,644	1,624	1,662	
Garonne (Haute-). .	»	1,619	1,643	
Gers.	»	1,621	1,671	
Gironde	»	1,607	1,655	
Hérault	»	1,612	1,676	
Ille-et-Vilaine. . .	1,658	1,570	1,635	
Indre.	»	1,584	1,651	
Indre-et-Loir . . .	»	1,585	1,649	
Isère	»	1,600	1,659	
Jura.	»	1,644	1,684	
Landes.	1,614	1,574	1,629	
Loir-et-Cher. . . .	»	1,592	1,644	
Loire.	»	1,601	1,679	
Loire (Haute-). . .	1,601	1,588	1,656	
Loire-Inférieure. . .	»	1,600	1,671	

(N° 1 bis.)

Tableau concernant les tailles des Conscrits.

DÉPARTEMENS.	TAILLE MOYENNE			OBSERVATIONS.
	de la CLASSE de l'an XIII, levée de 20 ans 3 m. à 21 ans 3 m.	de la CLASSE de 1810, levée de 18 ans à 19 ans.	des hommes du contingent de la Classe de 1823, formé de 19 ans 1/2 à 20 ans 1/2.	
	Millim.	Millim.	Millim.	
Loiret.	»	1,590	1,668	
Lot.	1,624	1,608	1,640	
Lot-et-Garonne.	»	1,619	1,638	
Lozère.	»	1,592	1,648	
Maine-et-Loire.	»	1,603	1,652	
Manche.	»	1,615	1,671	
Marne.	»	1,610	1,679	
Marne (Haute-).	»	1,615	1,674	
Mayenne.	»	1,575	1,652	
Meurthe.	»	1,624	1,673	
Meuse.	»	1,646	1,667	
Morbihan.	»	1,585	1,629	
Moselle.	»	1,593	1,669	
Nièvre.	»	1,591	1,653	
Nord.	»	1,632	1,686	
Oise.	»	1,643	1,687	
Orne.	»	1,651	1,662	
Pas-de-Calais.	1,664	1,648	1,669	
Puy-de-Dôme.	»	1,632	1,647	
Pyrénées (Basses-).	»	1,605	1,655	
Pyrénées (Hautes).	»	1,622	1,659	
Pyrénées-Orientales.	»	1,591	1,637	
Rhin (Bas-).	»	1,668	1,676	
Rhin (Haut-).	»	1,650	1,655	
Rhône.	»	1,630	1,670	
Saône (Haute-).	»	1,620	1,678	
Sarthe.	»	1,569	1,649	
Seine.	»	1,629	1,675	
Seine-Inférieure.	»	1,643	1,674	
Seine-et-Marne.	»	1,610	1,676	
Seine-et-Oise.	»	1,629	1,663	
Sèvres (Deux-).	1,607	1,583	1,664	
Somme.	»	1,628	1,689	
Tarn.	»	1,604	1,658	
Tarn-et-Garonne.	»	1,648	1,657	
Var.	1,640	1,622	1,669	
Vaucluse.	1,665	1,617	1,669	
Vendée.	»	1,590	1,653	
Vienne.	1,613	1,589	1,673	
Vienne (Haute-).	»	1,569	1,688	
Vosges.	»	1,613	1,681	
Yonne.	»	1,582	1,662	

(N° 2.)
AGES AUXQUELS LES CONSCRITS ONT ÉTÉ LEVÉS.

CLASSES.	DATES DES LOIS OU SÉNATUS-CONSULTES, qui ont mis la levée à la disposition du gouvernement.	DATES DES DÉCRETS qui ont ordonné la levée.	ÉPOQUE de la naissance DES CONSCRITS.	AGES DES CONSCRITS au moment de leur examen par le conseil de recrutement.
AN XII.	Loi, 26 avril 1803.	16 sept. 1803.	23 sept. 1782 au 22 sept. 1783.	20 ans à 21.
XIII.	Loi, 24 mars 1804.	29 déc. 1804.	23 sept. 1783 au 22 sept. 1784.	20 ans 3 m. à 21 ans 3 m.
XIV.	Loi, 17 janv. 1805.	26 août 1805.	23 sept. 1784 au 22 sept. 1785.	19 ans 7 m. à 20 ans 11 m.
1806.	Sénat.-C. 24 sept. 1805.	3 août 1806.	23 sept. 1785 au 31 déc. 1786.	19 ans 7 m. à 20 ans 10 m.
1807.	Sénat.-C. 4 déc. 1806.	18 déc. 1806.	1 janv. 1787 au 31 déc. 1787.	19 ans à 20.
1808.	Sénat.-C. 7 avril 1807.	18 avril 1807.	1 janv. 1788 au 31 déc. 1788.	18 ans 5 m. à 19 ans 5 m.
1809.	Sénat.-C. 21 janv. 1808.	7 févr. 1808.	1 janv. 1789 au 31 déc. 1789.	18 ans 4 m. à 19 ans 4 m.
1810.	Sénat.-C. 10 sept. 1808.	1er janv. 1809.	1 janv. 1790 au 31 déc. 1790.	18 ans à 19.
1811.	Sénat.-C. 13 déc. 1810.	3 févr. 1811.	1 janv. 1791 au 31 déc. 1791.	19 ans 1 m. à 20 ans 1 m.

On exigeait encore des conscrits de l'an XII une taille de 4 pieds 11 p. (1 m. 598 millim.); mais, à dater de la levée de l'an XIII, la taille nécessaire fut réduite à 4 pieds 9 p. (1 m. 544 millim.); et pour les conscrits de 1811 et des années suivantes, le besoin des hommes fit encore réduire ce *minimum* de la taille.

(N° 3.)
Détails sur la taille des Contingens fournis à l'Armée depuis le Nouveau Recrutement.

TAILLES.	Nombre proportionnel sur 100 hommes du contingent, c'est-à-dire sur 100 hommes ayant une taille d'au moins 1 m. 570 mil. ou 4 pieds 10 pouces.											OBSERVATIONS.
	Classes de 1816 et 1817.	Classe de 1818.	Classe de 1819.	Classe de 1820.	Classe de 1821.	Classe de 1822.	Classe de 1823.	Classe de 1824.	Classe de 1825.	Classe de 1826.	Classe de 1827.	
1°. De 1 mètre 570 millimètres (*minimum de la taille militaire*) à 1 m. 651 millim. (4 pieds 10 pouces à 5 pieds 1 pouce).........	(1) 55	54	52	50	51	52	(2) 54	51	51	5	50	(1) La Classe de 1816 a été appelée entre 21 et 22 ans révolus.
2°. De 1 m. 652 mill. à 1 m. 678 mill. (5 pieds 1 pouce à 5 pieds 2 pouces).	15	16	16	16	17	17	17	16	17	17	17	(2) Le contingent de 1823 a été formé 6 mois ou environ plus tôt que ceux de 1817, 1818, 1819, 1820, 1821, 1822, 1823, 1824, 1825, 1826 et 1827.
3°. De 1 m. 679 mil. à 1 m. 705 mil. (5 pieds 2 pouces à 5 pieds 3 pouces).	14	15	15	16	15	15	14	16	15	16	16	
4°. De 1 m. 706 mil. à 1 m. 732 mil. (5 pieds 3 pouces à 5 pieds 4 pouces).	8	8	9	9	9	9	8	9	9	9	9	
5°. De 1 m. 733 mil. à 1 m. 787 mil. (5 pieds 4 pouces à 5 pieds 6 pouces).	7	6	7	7	7	6	6	7	7	7	7	
6°. De 1 m. 788 mil. et au-delà (5 pieds 6 pouces et au-dessus).....	1	1	1	2	1	1	1	1	1	1	1	
	100	100	100	100	100	100	100	100	100	100	100	

Tableau extrait des Comptes officiels présentés par le Ministre de la Guerre sur le Recrutement de l'Armée. (Voir la dernière page des Comptes de chaque année.)

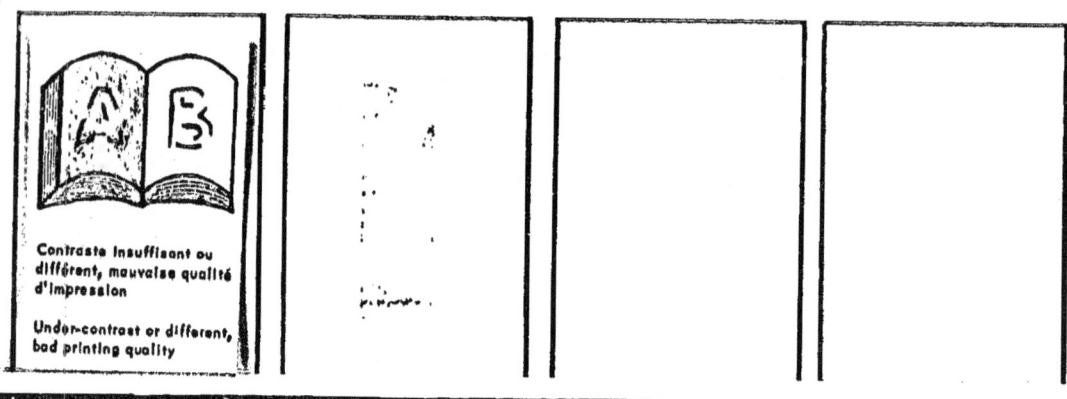

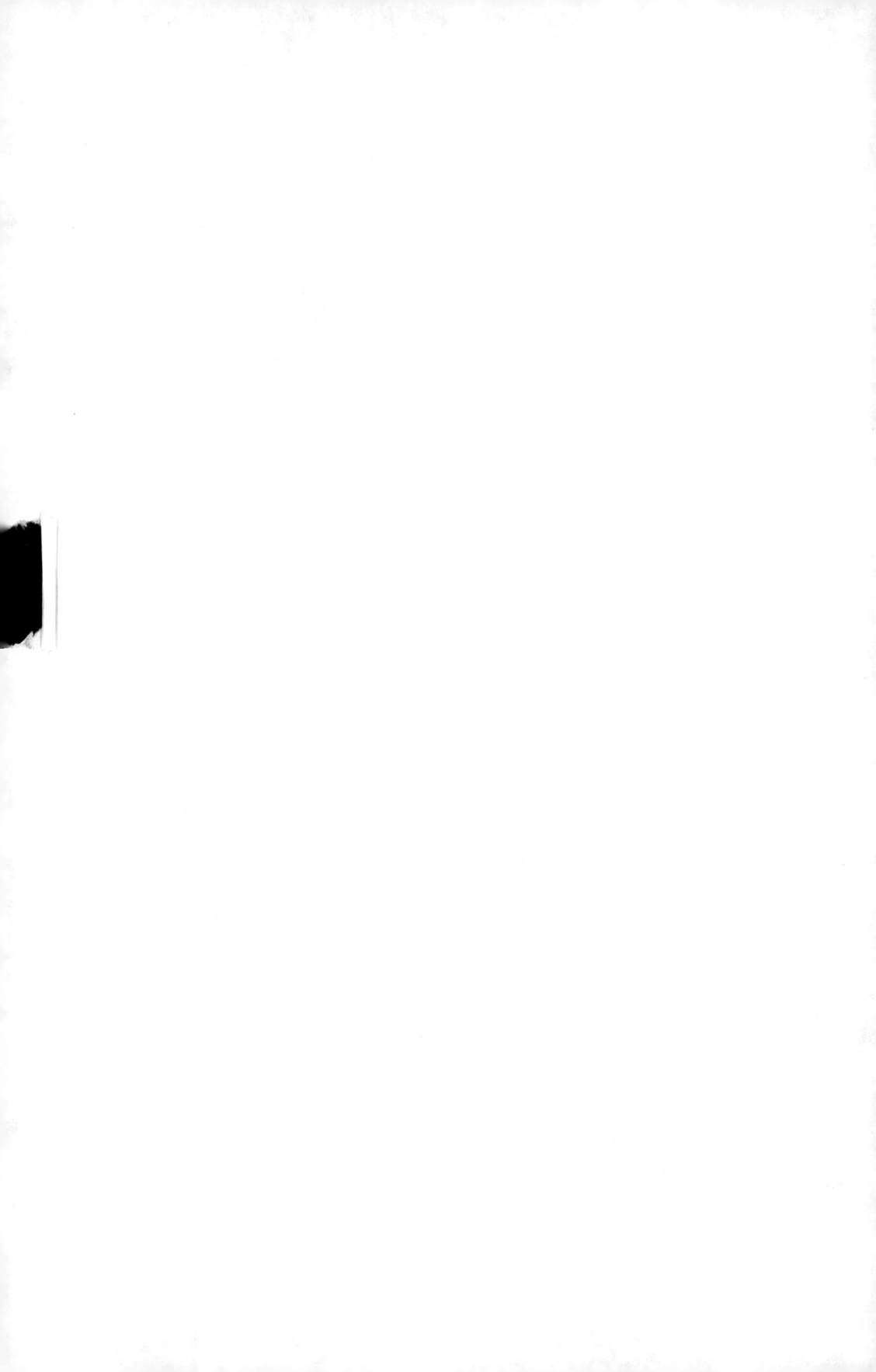